疾人精准康复服务行动康复协调员工作手册

看社区故事
学脊髓损伤康复

中国残疾人联合会 康复部◆编

華夏出版社
HUAXIA PUBLISHING HOUSE

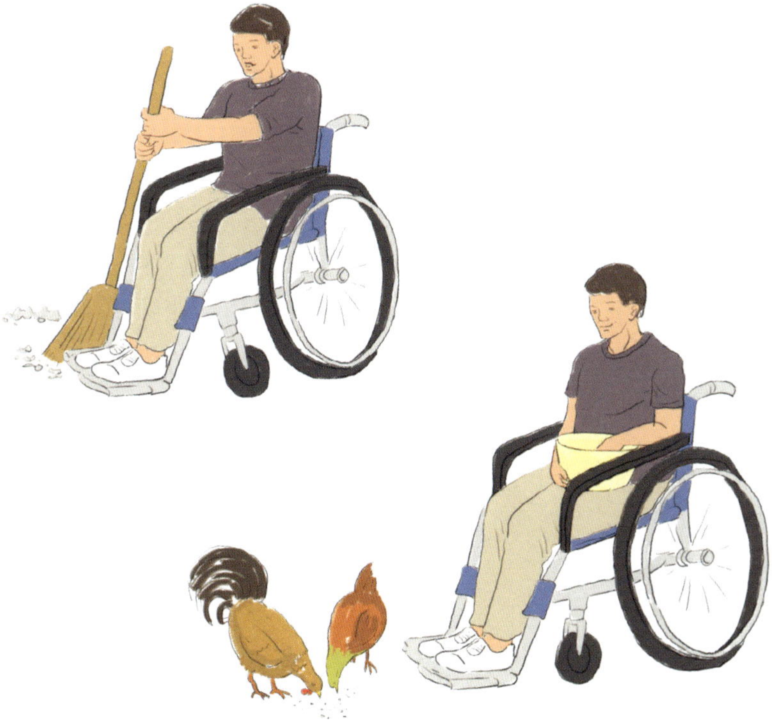

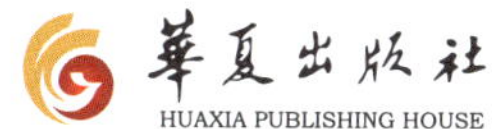

残疾人精准康复服务行动康复协调员工作手册

编辑委员会名单

本书作者

郑飞雪

我叫何崇华，村里人都叫我大何。一年前修房顶时不慎摔了下来，造成脊髓损伤，胸以下没有知觉，手指不灵活，两条腿根本动不了。大家看见我现在谈笑风生的样子，一定想不到我刚瘫时是什么样子。

那时，我才30岁，孩子刚3岁。伤之前，我是村里有名的热心人，还有一手好木匠手艺，哪家有事都会请我帮忙。可是天有不测风云，我居然瘫了。刚出事时，家里人以为我躺上三个月就能好，又是找人针灸又是找人按摩，想了很多办法，期望我的腿能动起来。可是后来，我知道可能自己这辈子再也站不起来了。我妈整天哭，我老婆也是抱着孩子流眼泪。我不想说任何话，谁也不愿意理，只想有什么方法能够赶快结束生命，不拖累家人……

这样的日子持续了一段时间，由于不能动，我的身体每况愈下，不但有褥疮，还得了肺炎。就在这时，残联王理带一个专家来看我，她总是鼓励我，并且告诉我和家人，虽然日后不能走，但是也可以生活自理，成为有用的人，可以不拖累家人。她给我讲了一些同样情况的例子，并留了一些资料，临走时嘱咐家人好好护理，等肺炎和褥疮好了，按照书上和光盘上教的方法循序渐进地康复，日后一定会有起色。

既然已经这样了，我说什么也要试一试，为了我的家人，更为了我自己。

（注：以下方法不是适用于所有脊髓损伤的人，需要根据自己情况选择合适的方法。）

保持肺部健康

那天之后，残联王理不但送来了高靠背的轮椅，还联系了村医小王过来看我。小王刚参加了一个康复培训班回来，正好也想实践一下，于是我们一起做了起来。

因为胸部没有知觉，我咳不出来痰，按照书上说的，如果肺部感染会很危险，因此，要每天定时（最好两小时一次）做一些呼吸和咳嗽练习。

- 深呼吸5次，休息后重复做一次，然后练习咳嗽。
- 如有痰或分泌物，尽力咳出且用纸擦净。

一开始，小王和我家人也帮我做深呼吸和咳痰。方法是：呼气时按压，吸气时松手；咳嗽时也如此操作。可以侧躺着进行，动作要轻柔缓慢。

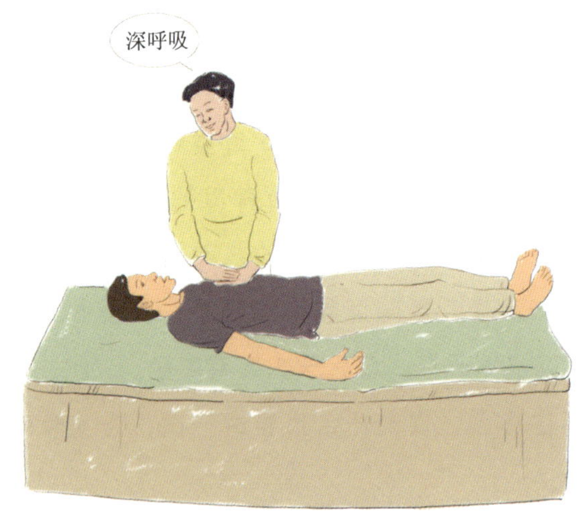

辅助下深呼吸。

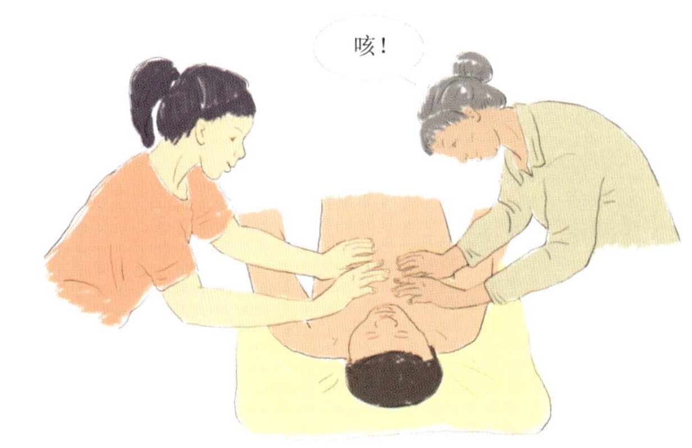

辅助下咳痰。

小王鼓励我的家人帮助我多次变换体位，有时在他们的帮助下，我坐到轮椅上，这样感觉也更好。

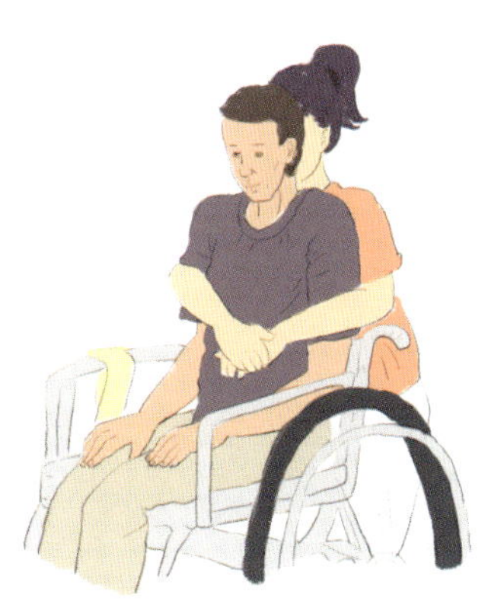

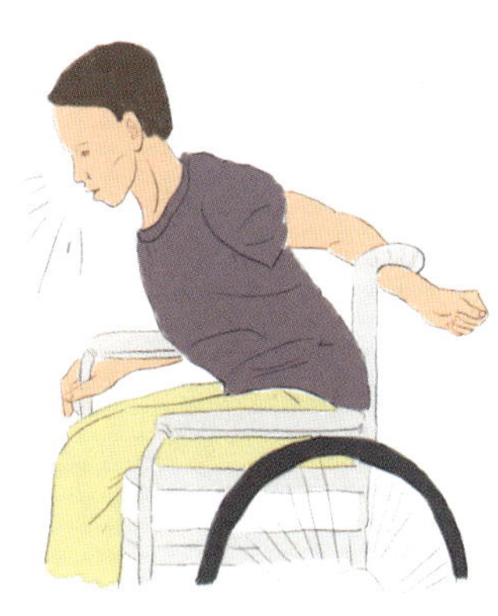

坐位下辅助咳嗽和自行咳嗽。

预防褥疮——体位和翻身

我的褥疮虽然不严重，但因为运动少、姿势变换也少，如果护理不当的话，褥疮也会要了命。因此，有一些事项要注意：

平时躺着的时候要注意垫空一些骨突出部位。

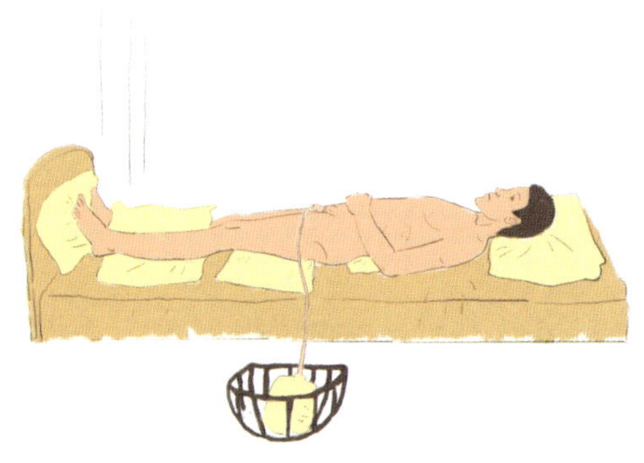

要经常变换体位，躺在床上的时候，每2～3小时翻身一次。

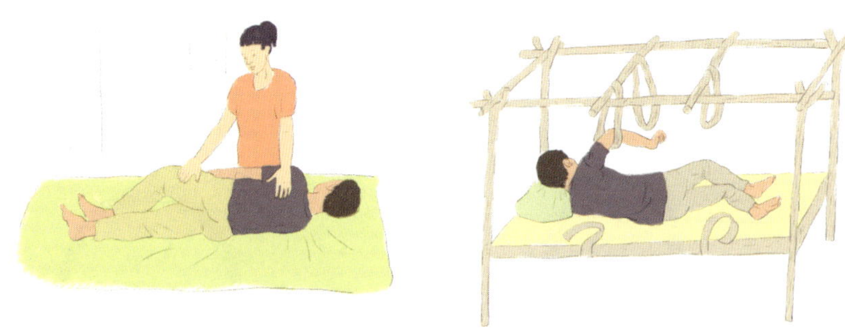

帮助下翻身。　　利用辅助用具翻身。

预防褥疮——减压

坐着的时候，要每隔20～30分钟做一次减压。

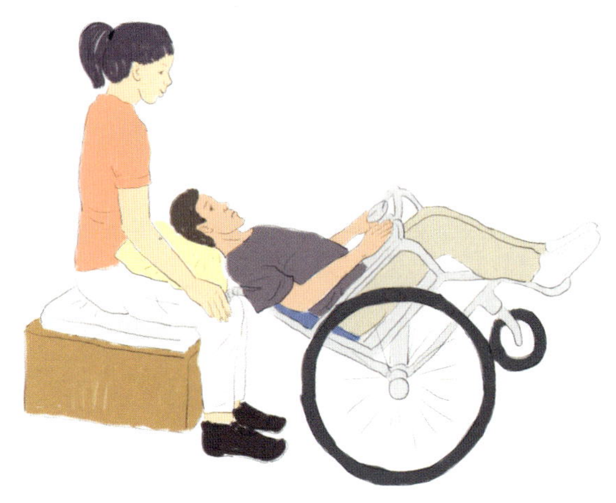

辅助下减压。

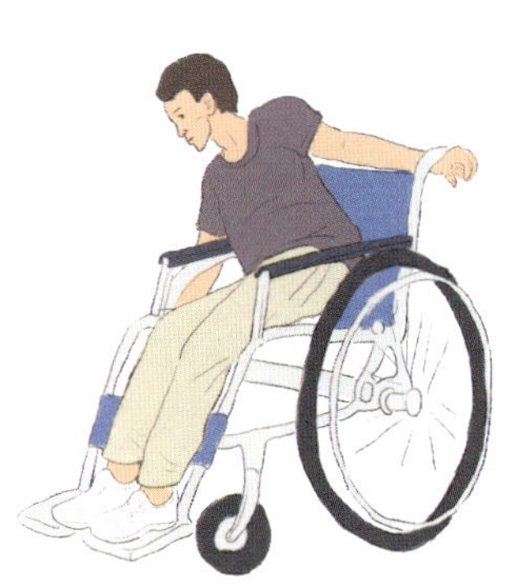

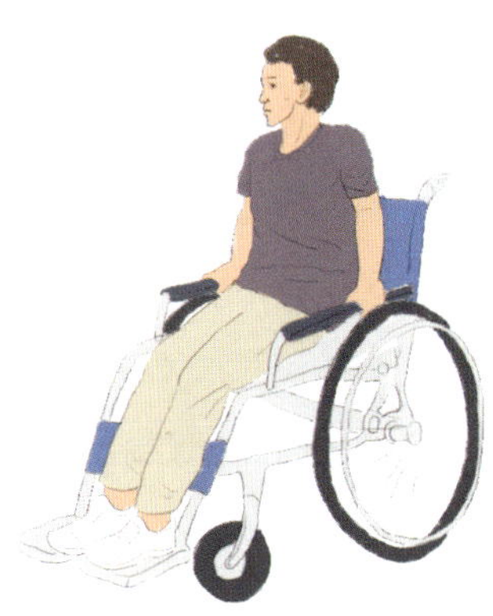

自我减压。

预防褥疮——皮肤检查和日常注意

除了上面这些措施，每天早上起来和晚上睡觉前我还要检查皮肤。有时家人帮我检查，有时我自己用镜子照着检查，看看有无发红或者破溃。如果有，这些地方就不能再受压。

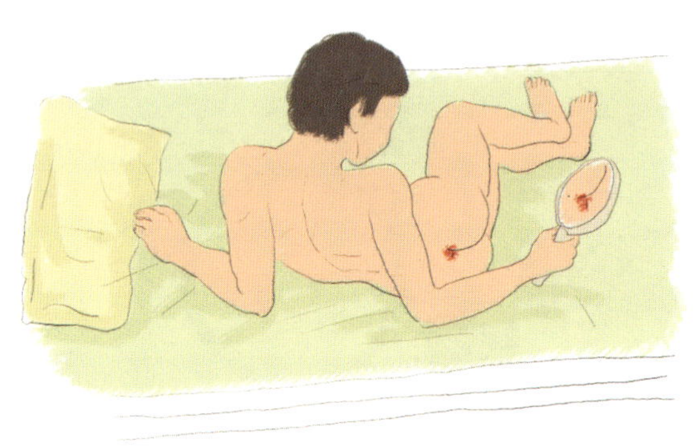

预防褥疮还有一些平时要注意的事项：

- 每天要小心清洗身体，清洁后用毛巾轻轻擦干。
- 吃富含营养的健康食物，控制体重，不能太胖或太瘦。
- 穿宽松的衣服，潮湿或者肮脏的衣服要立即更换。
- 移动时不要蹭破皮肤。
- 靠近火焰、热锅、炉火，或者睡热炕时，切勿灼伤。
- 坐轮椅时要穿鞋，避免碰伤。
- 不要睡在有皱褶的床单或毛巾上。
- 坐轮椅时要保持正确的坐姿。

一旦发现褥疮，要及时护理，必要时请医生治疗。

预防褥疮——坐垫的选用

轮椅的坐垫需要有足够的支撑力，一般前面大约10厘米厚，后面大约5厘米厚，靠近骶骨处可以挖空，下面放上硬纸板以增加支撑力。

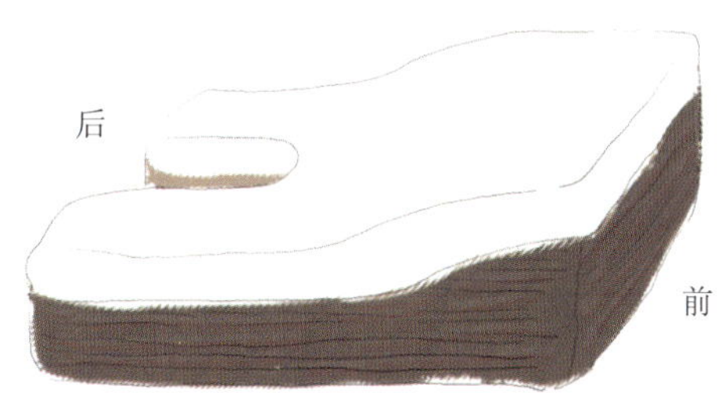

专用防褥疮的气垫很好，可以分散压力，不过价格也很贵，可以用自行车内胆来做气垫，既经济又管用。小王说也可以用我们夏天常用的那种水袋，一般超市都有卖的。

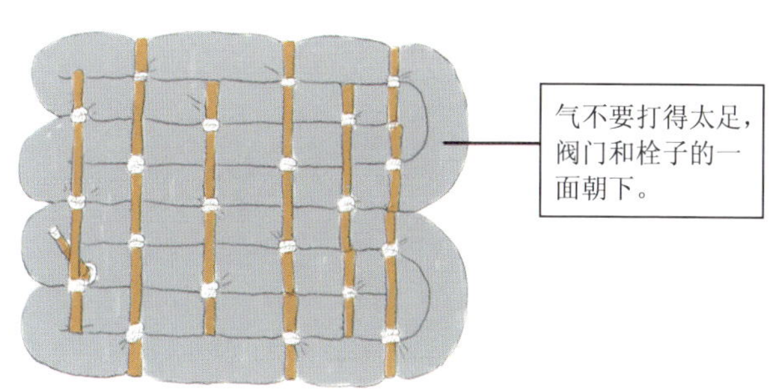

学习排尿

脊髓损伤之后，最头疼的就是大小便的问题。有时不注意，就会造成感染。所以，一定要注意定时大小便和清洁。

一般我会采用敲打小腹或者挤压的方式，帮助自己排空尿液。但是，做的时候不能太用力，否则可能会使尿液反流到肾脏而导致感染。

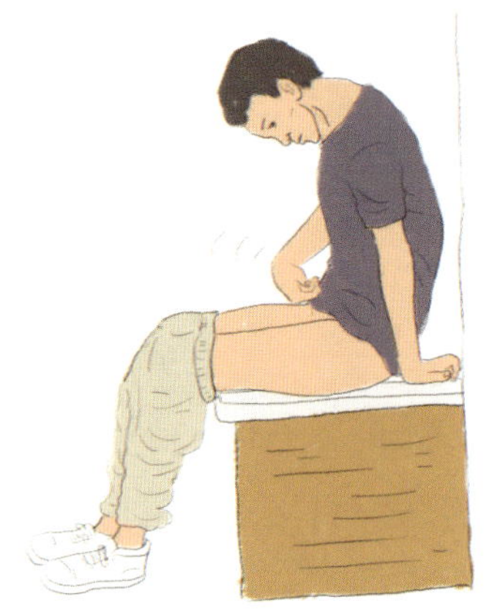

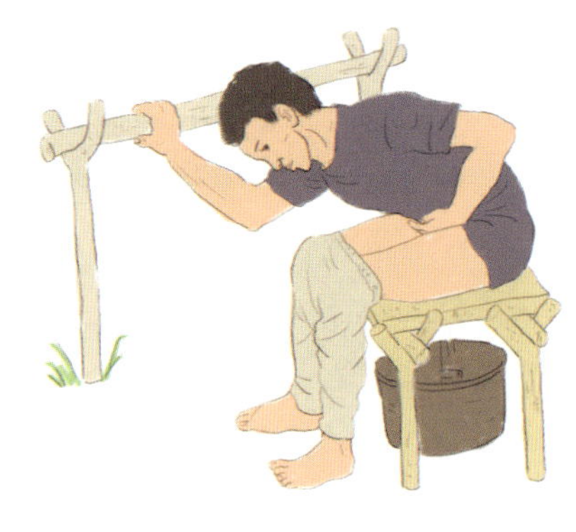

如果自己不能排净尿液，就需要每4～6小时用导尿管导一次尿，导尿前后都要注意清洁。

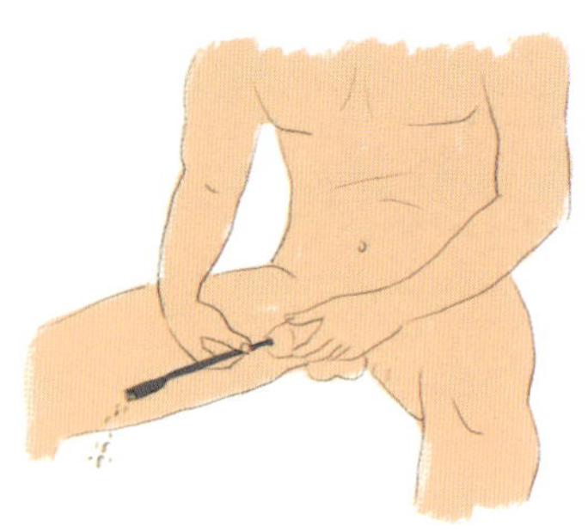

小王还教我用避孕套来做导尿管，避孕套不要套得太紧，还要每天取下来清洁阴茎。

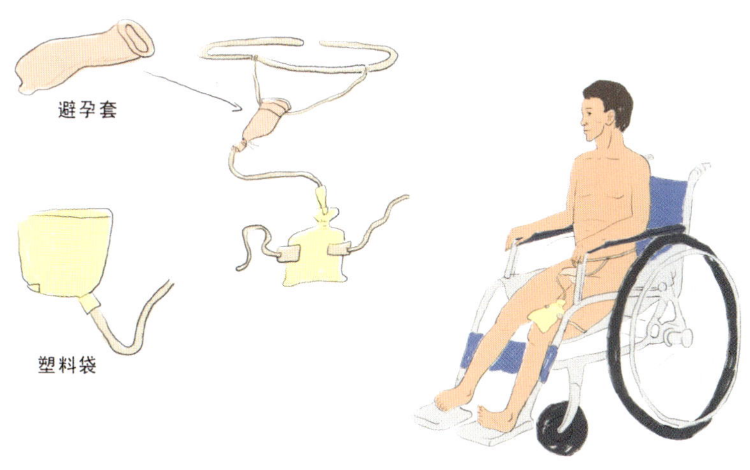

自从脊髓损伤后，整天要带着这个尿袋，我感觉很自卑，不愿意出门，也不愿意面对其他人，但是小王鼓励我，他介绍了一个方法，可以帮助解决这个问题。

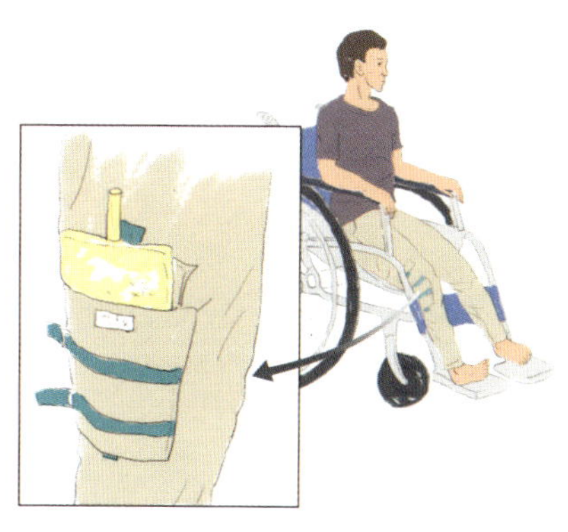

利用裤子上的口袋装尿袋，可以起到掩饰作用。

学习排便

脊髓损伤之后的早期阶段，家人帮助我在床上排便。

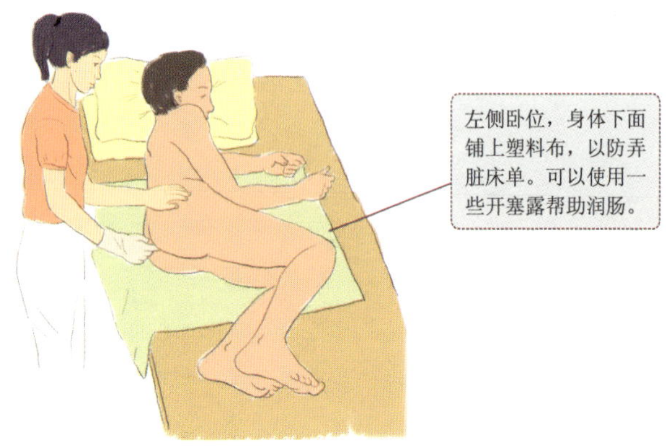

后来我自己学会了利用镜子在床上排便。

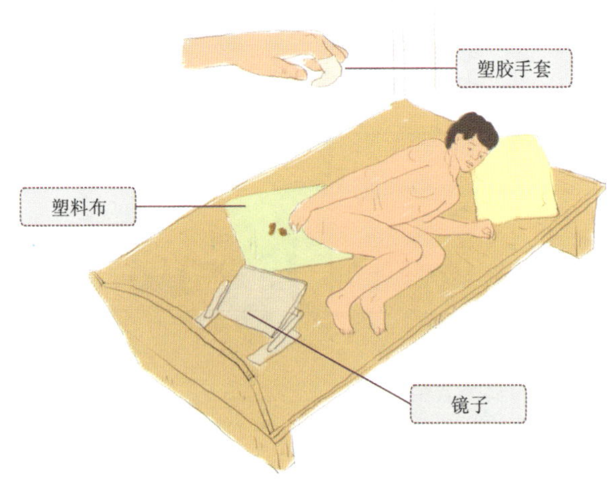

当然，坐位比较容易排便，但是一开始也要注意坐位时的安全问题。

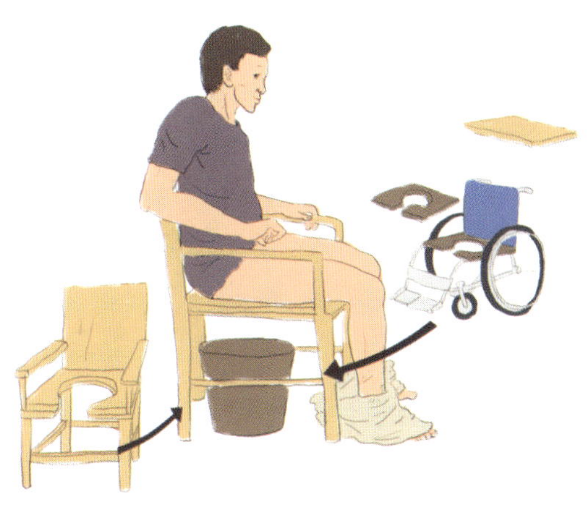

每天还要保证有一定时间的站立，站立可以预防骨质疏松和泌尿系统感染。

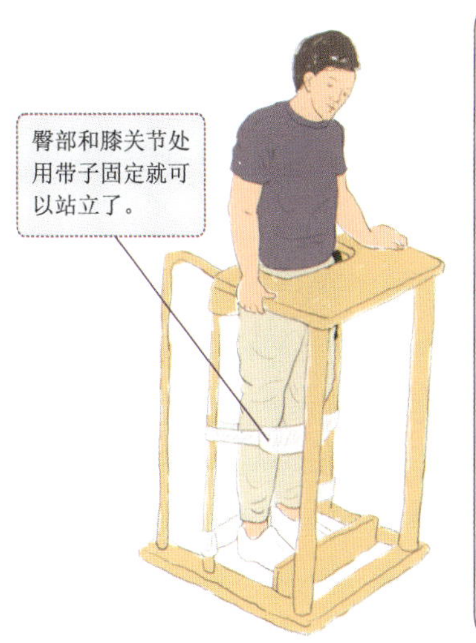

其他注意事项：

- 多吃水果、蔬菜和谷物等纤维素含量高的食物。
- 多喝水和流质食物可以帮助肠道正常工作。
- 积极参加活动。
- 定时排便和排空尿液。
- 注意便前便后的清洁工作。
- 多活动，不要总是卧床。

正确搬运

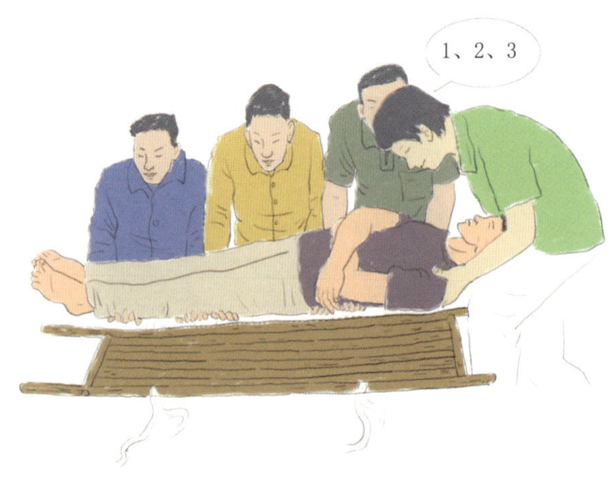

搬运伤员时，应使用硬板（如床板）或者加硬板的担架。

● 一人双手固定伤员的双肩，并用前臂托住头颈。

● 其他人站在一侧，用手臂托住伤员的背部、腰部、臀部和双腿。

● 步调一致，保持伤员身体平直放在硬板上。

● 头部两侧用沙袋和带子固定，身体其他部位也用带子固定，可以预防在运送途中因摇晃而加重损伤。

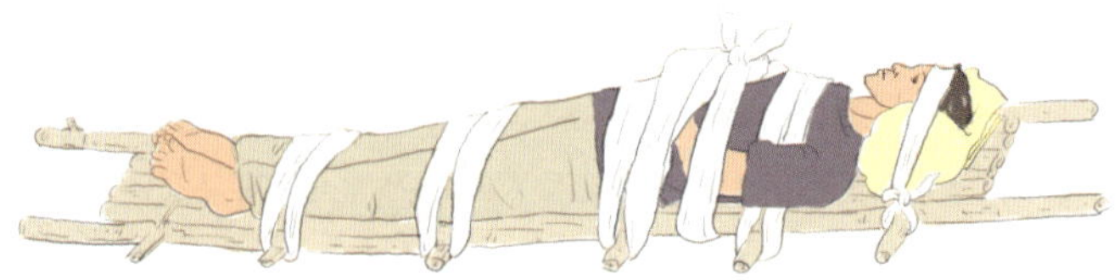

翻身和床上坐起

自从听了专家的一席话，又看了他们送给我的资料，我知道自己虽然不能和以前一样，但是可以通过康复训练达到不拖累家人和自食其力的目标。

于是，在家人和小王的帮助下，我慢慢学习料理自己的日常生活，现在大部分都可以自己完成了。

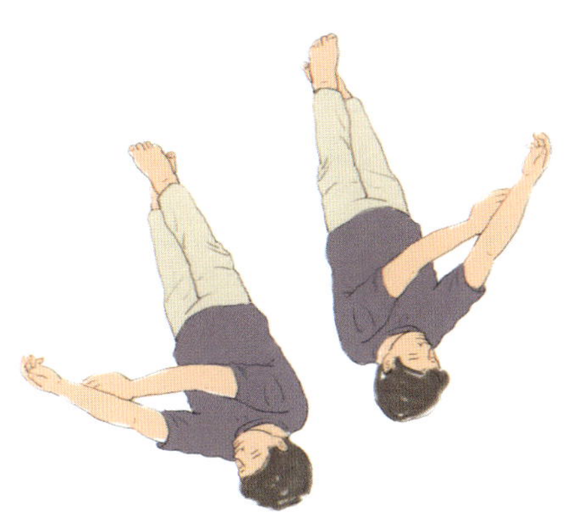

胳膊从左向右甩动，带动身体翻向右侧。

利用床边的绳环或者绳梯自己坐起来。

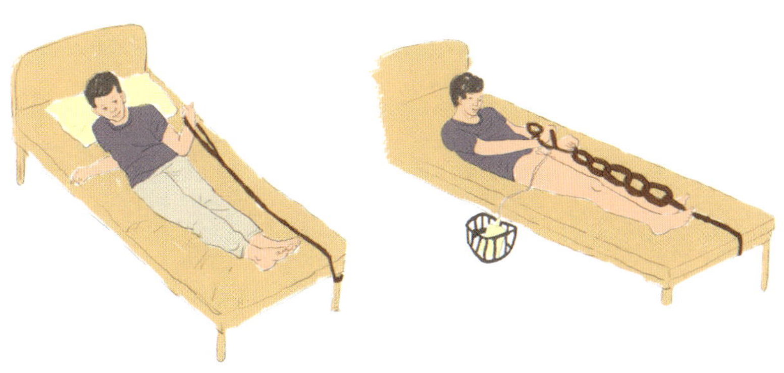

经过练习后，我也可以自己坐起来。

一开始，我需要先翻身，然后坐起。

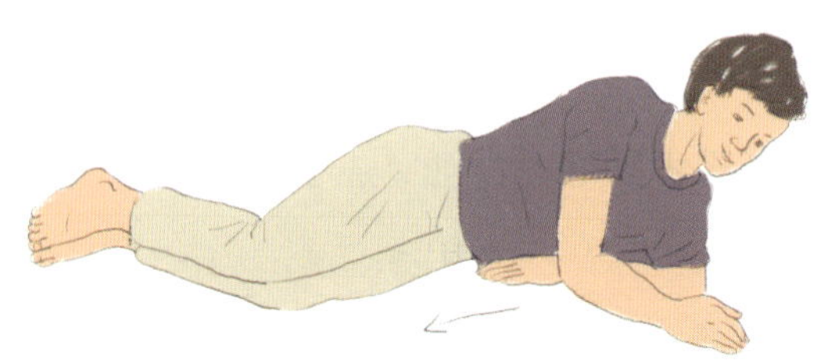

双肘屈曲支撑，并向腿部移动。

后来，我也尝试用其他方法从卧位坐起。比如：用腕、肘从仰卧位坐起。

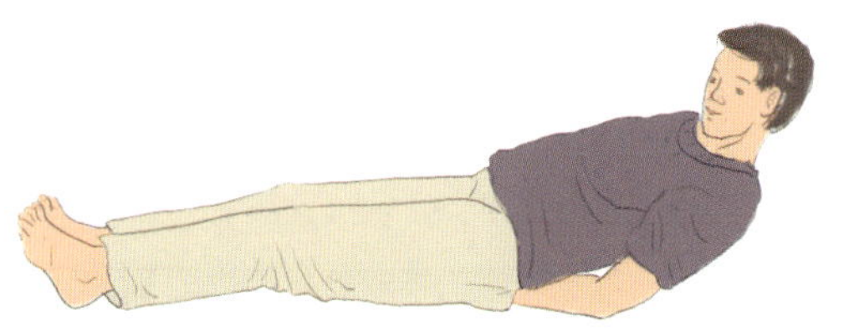

头和肩向前，双肘支撑，然后伸直胳膊坐起来。

能力比较好的，也可以直接这样坐起来。

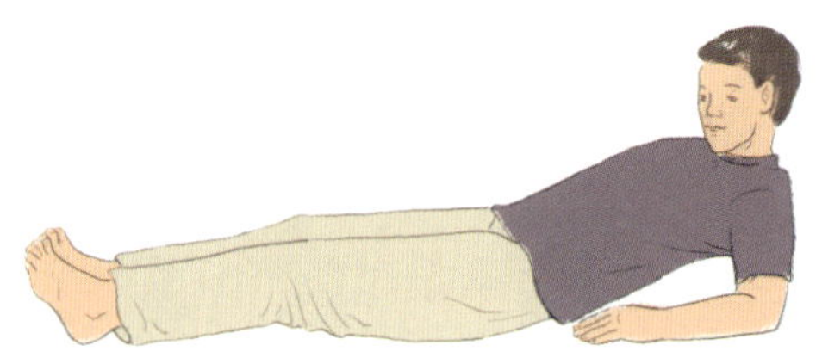

屈肘，双肘靠近身体并将上半身抬起。

坐位平衡

光坐起来还不行，还要坐稳，这样才能把双手解放出来，做一些事情。

一开始，我先学着在床上保持平衡。

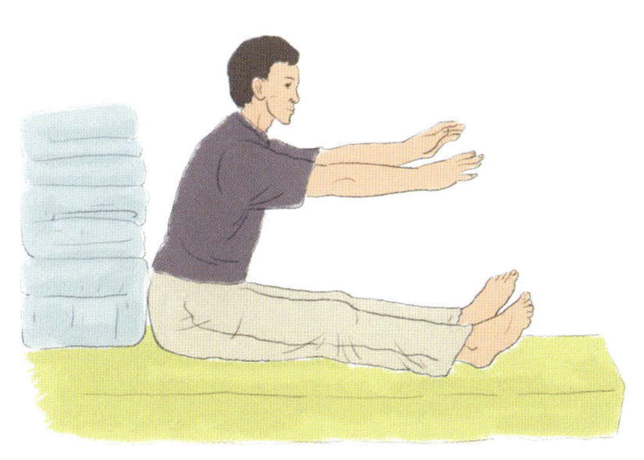

然后我试着坐在床边，把脚平放在地上，练习坐稳。当然，一开始，我前面有轮椅（刹闸）挡着，如果要往前摔倒，就可以扶助轮椅。

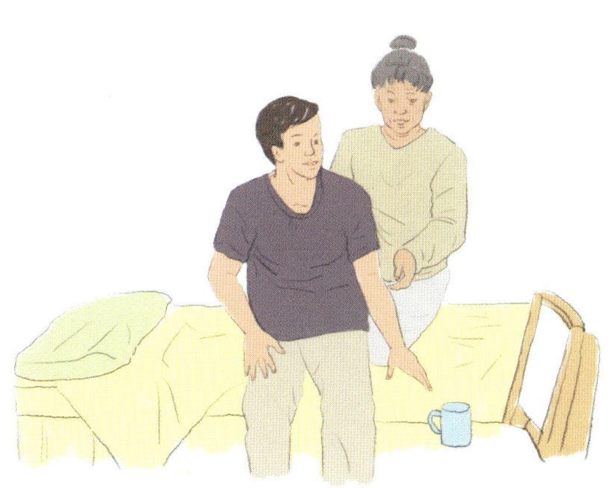

上肢力量锻炼和床上转移

因为下肢不能动，所以我的转移和日后的活动都要靠两只胳膊。我先要增强上肢的力量，这样才能帮助支撑起整个身体，以方便转移。

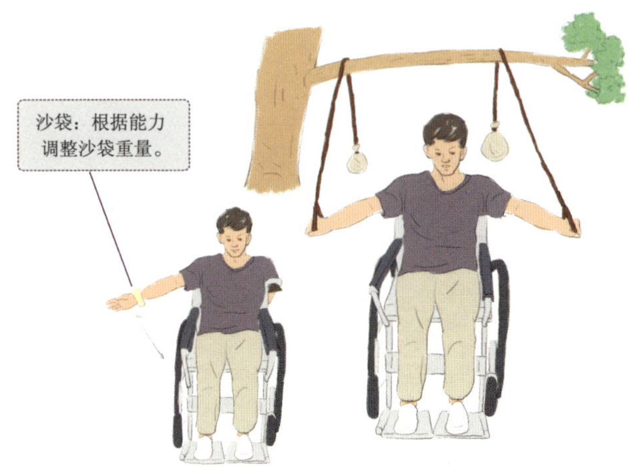

床上的转移也可以为日后的轮椅转移做准备，而且也能加强上肢的力量，增进坐位平衡能力。

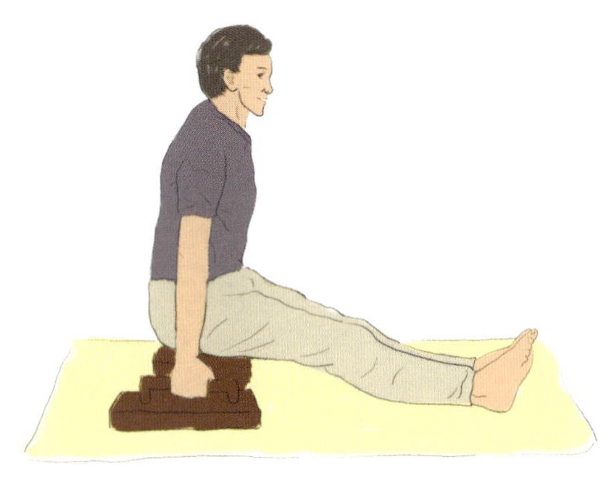

帮助下转移

为了不让我总躺在床上，家人和小王经常把我抱到轮椅上，推着我到院子里晒太阳，让我感觉好些。

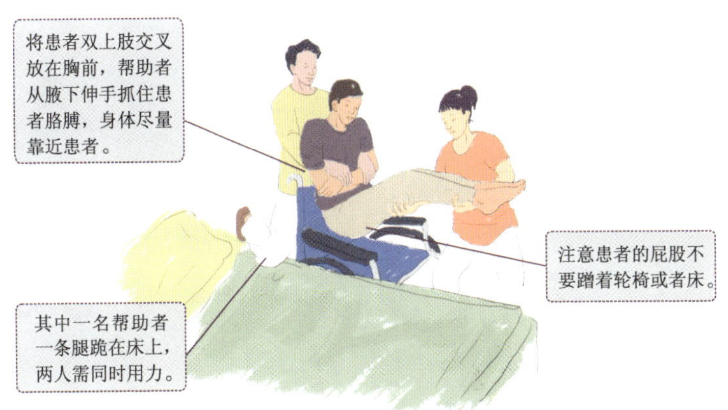

有时候，我爱人一个人也可以利用我腰上的腰带把我提起，然后顺着滑板把我转移到轮椅上。

系紧在腰间的足够安全、足够长的皮带。
抓握的手把
D形环（可使用尼龙搭襻代替）

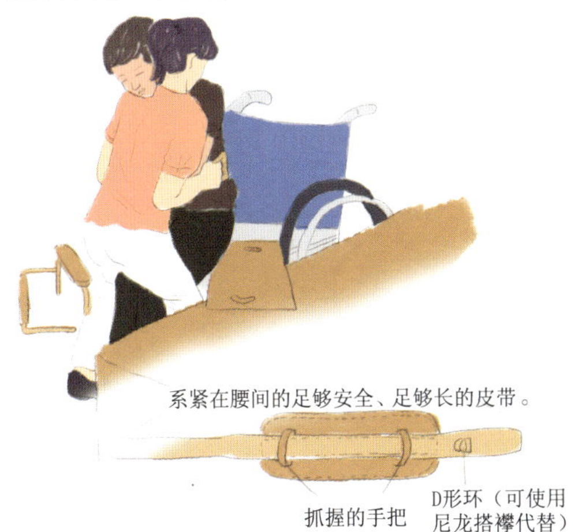

轮椅自我转移

随着我上肢力量和平衡能力的增强，我学着自己上下轮椅，但一定要记住：**剎闸**。

一开始，我用滑板帮助自己转移。

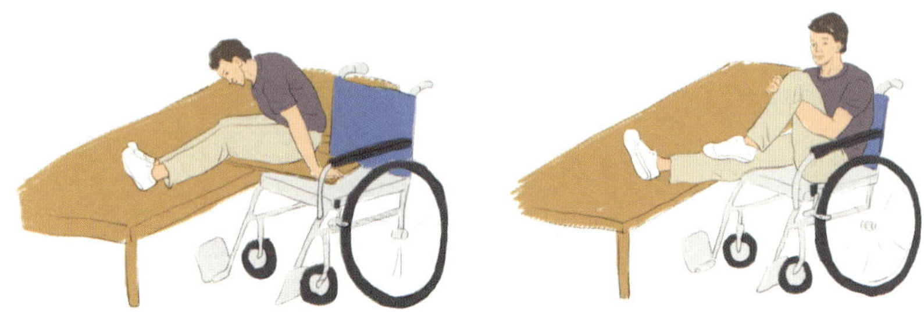

随着能力的进一步增强，我也从侧边自己上下轮椅。不过一开始，有人会在我前面保护和帮助我转移。

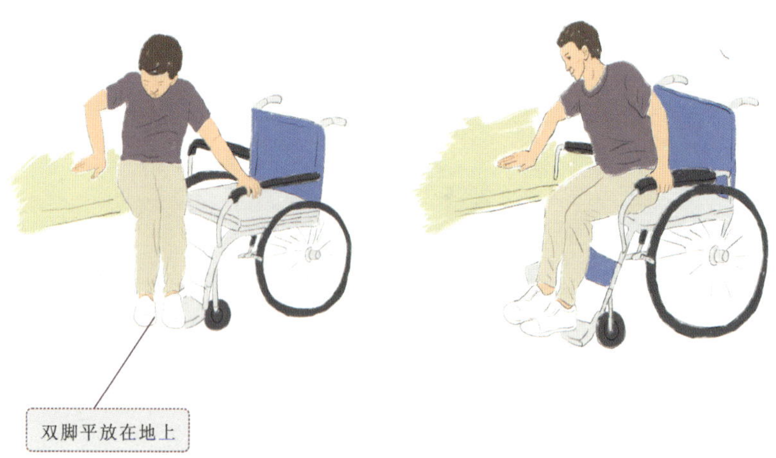

操控轮椅

虽然不能行走，但借助轮椅，我一样可以走出家门，可以做许多事情。最初需要有人推着我到不同的地方去，轮椅的靠背也要高，这样我才能够坐稳。随着能力的增强，现在我已经可以拆掉高靠背，自己驾驭轮椅了。

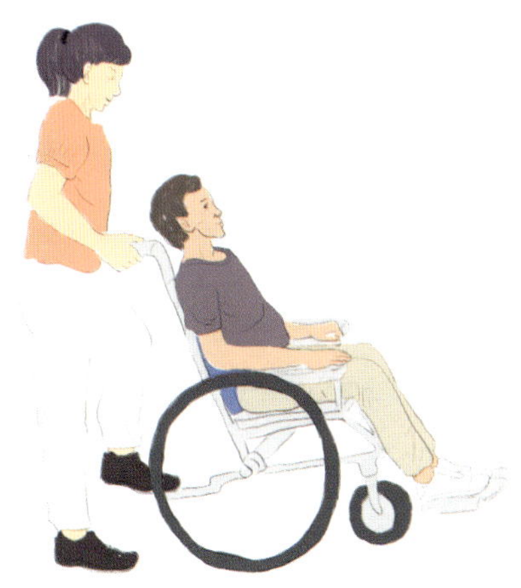

他人帮助推轮椅，上下台阶或者过障碍。

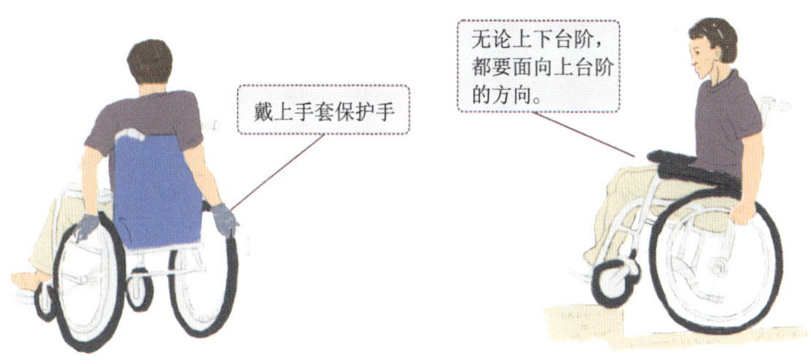

向右转时，先向前推轮椅左轮，再向后推右轮。

轮椅的适配

轮椅成了我的代步工具，我的日常生活和出行都离不开它。轮椅有很多种，情况不同，选择的轮椅也不一样，合适的轮椅会让人乘坐舒适、运动自如，如果轮椅不合适，就可能导致褥疮等很多问题。因此，选择轮椅非常重要。

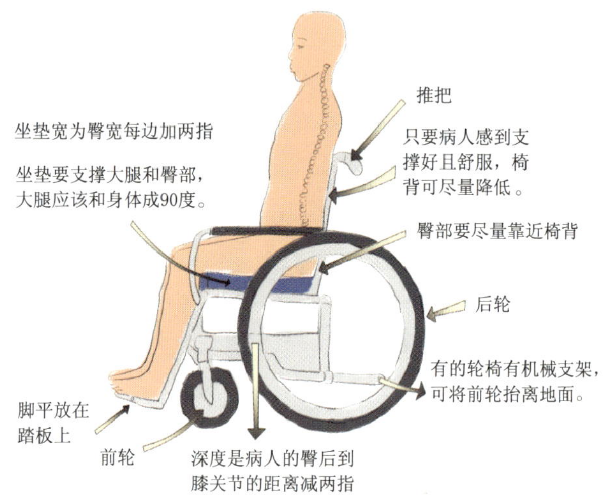

其他一些注意事项：

- 坐垫有足够的支撑能力，以防导致褥疮。
- 靠背的帆布开始变紧或松弛时要更换。
- 轮椅架和座位要保持清洁。
- 轮胎的气应保持充满或使用实心轮胎。
- 脚踏板开合必须灵活，打开后固定可靠。
- 刹车装置必须灵活、可靠。

如果没有条件购置，也可以自己制作合适的轮椅。比如这些适合孩子用的简易轮椅。

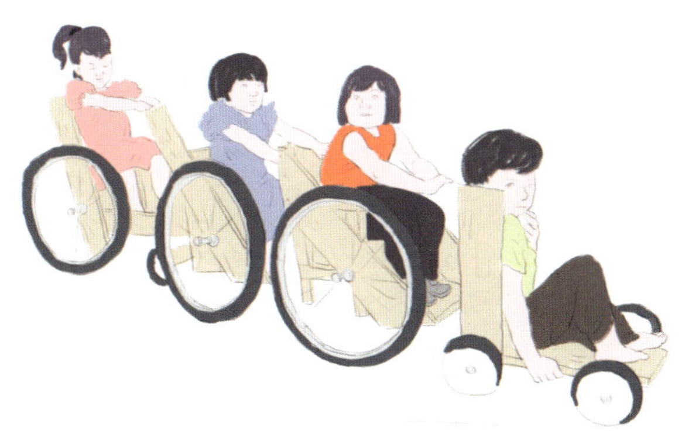

另外，农村路面一般比较崎岖，这种手摇的三轮轮椅可能更为实用。不过它的体积较大，还要求操作的人可以用手摇动。

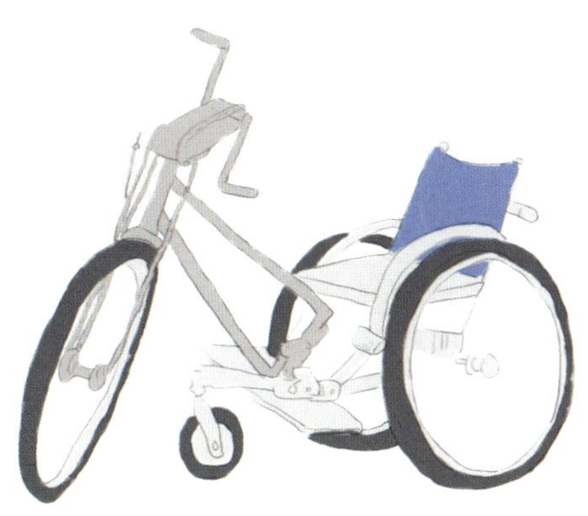

辅具支持下的日常活动

虽然我的手功能受到影响，但是借助一些辅助用具，日常生活我基本都可以自己完成。

进食：

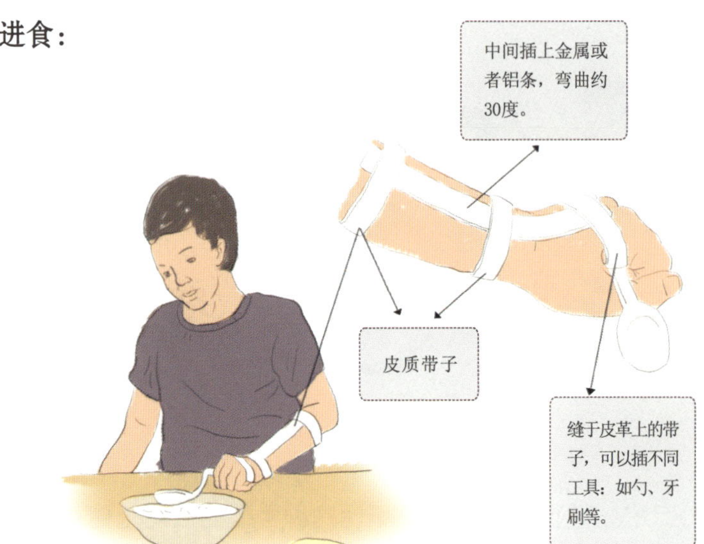

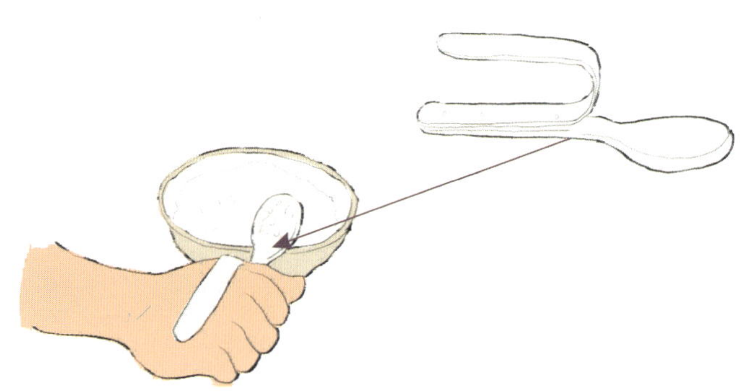

喝水：

因为不能用手握住杯子，所以改用吸管喝水，或者将手放在可拆式手把下持杯。

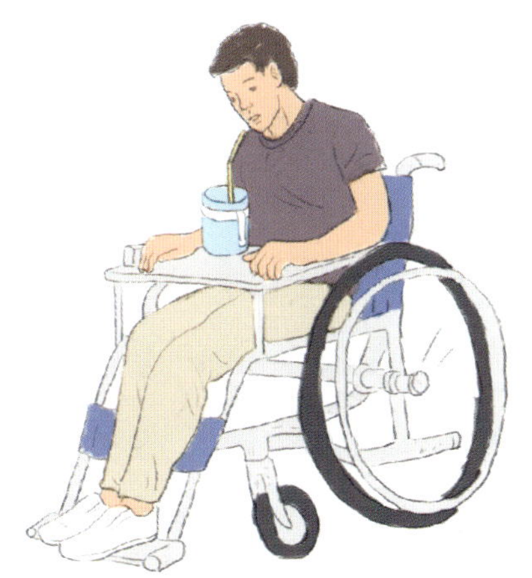

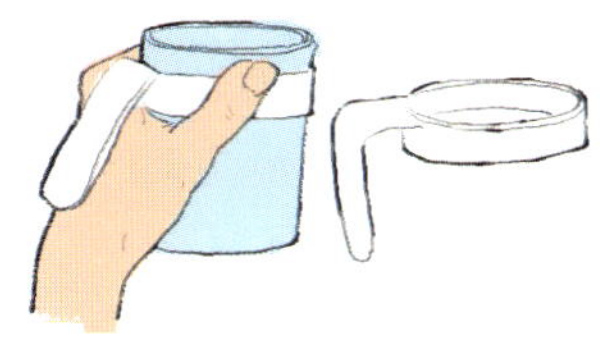

刷牙：

用嘴将牙膏盒的盖子拧开，把少量牙膏直接挤到牙齿上；把牙刷绑在手上刷牙。

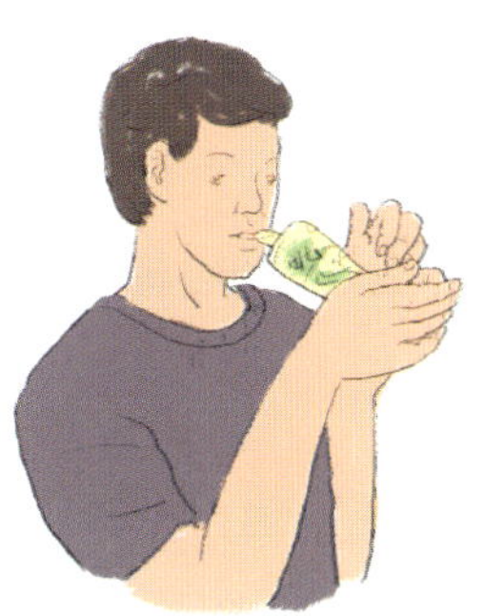

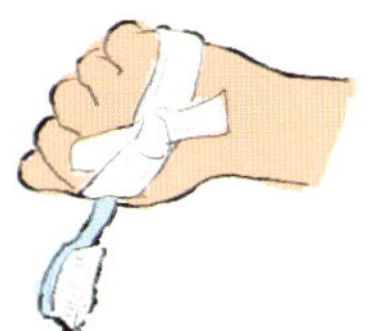

刮胡子：

用双手扶住刮胡刀，或者用带子将电动刮胡刀绑在手上，然后操作。

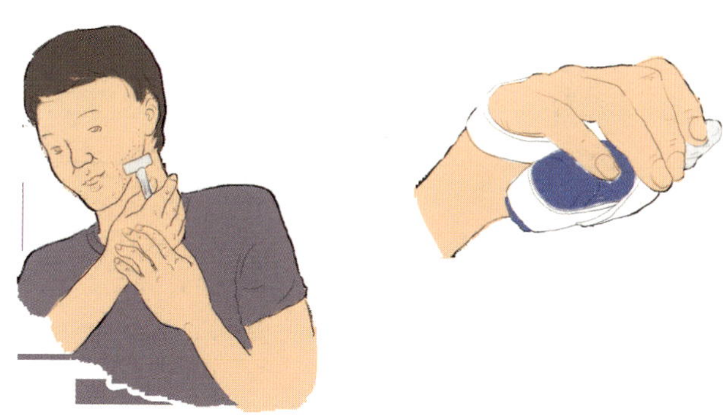

写字：

无法用手书写时，可以用口衔棒帮助书写；或者采用改造的握笔方法。

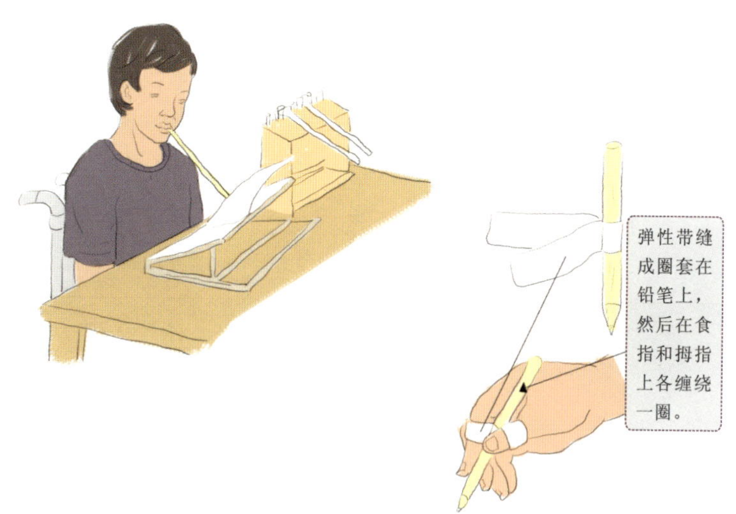

穿脱衣服：

由于手指运动不灵活，我就想办法在裤子、拉链、袜子和鞋子上缝上环，这样穿脱时就容易多了。头顶上方安装的支架方便我穿脱裤子时左右转移中心。

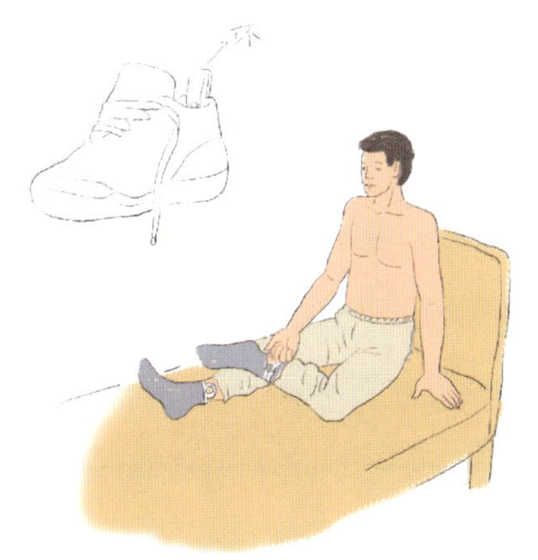

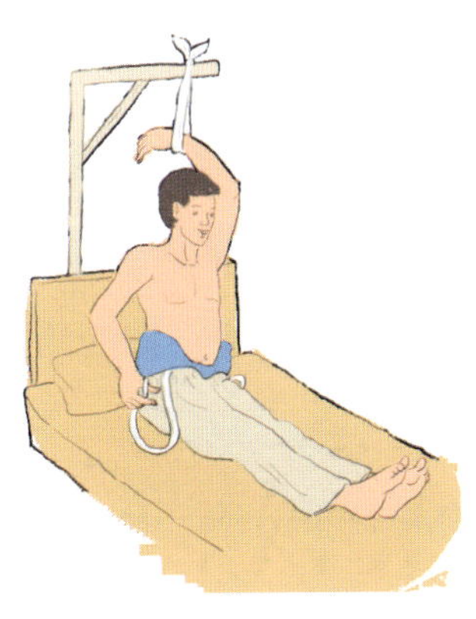

洗澡：

洗澡时，可以把肥皂挂在胸前；毛巾上加两个环套可以方便擦后背和不容易洗到的其他部位，如腿、脚。坐位洗澡要注意安全，还要注意水温，防止烫伤。

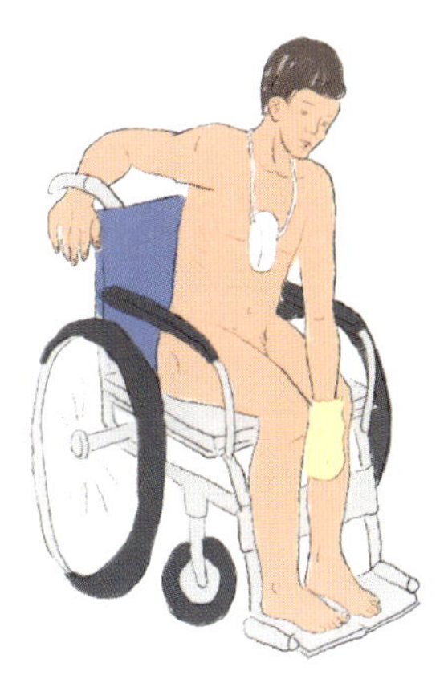

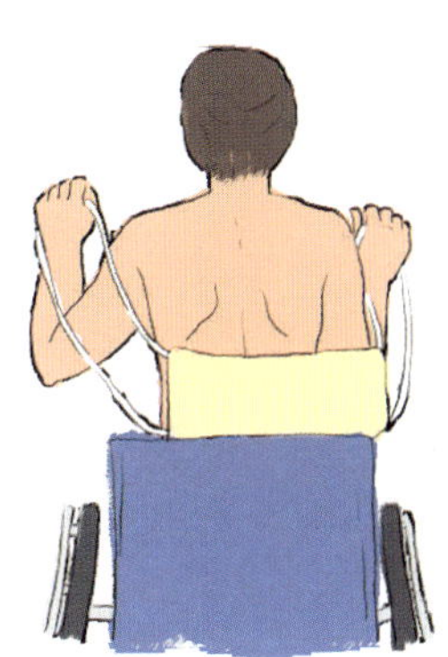

环境改造

地面：

王理带人专门把我家的地面抹平，这样我就可以轻松地活动轮椅了。

斜坡：

我家屋门地面和院门地面都改造成了斜坡，不过要注意斜坡可不能太陡了，否则很难上下，高长比例为1:12或者1:14最好。

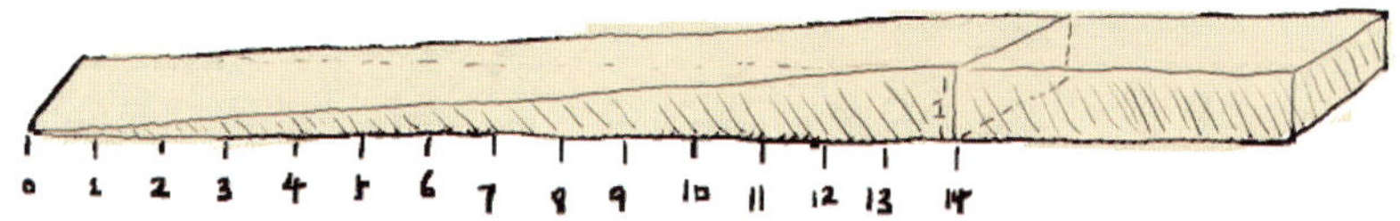

门宽：

我家的门刚刚可以通过轮椅，不过最好是能比我的轮椅宽5厘米。

卧室：

卧室需要足够的空间以方便轮椅进出和移动。家人把卧室的东西做了清理，把我原来的高床腿锯短了，使得床与轮椅等高，这样方便我上下。

床垫变成了硬的海绵，可以预防褥疮。

我的衣物也调整到了方便我拿取的地方。

客厅：

为了能让我和家人坐在桌边一起吃饭、活动，家里的桌子也改造了一下，我坐在轮椅上进餐刚好合适。

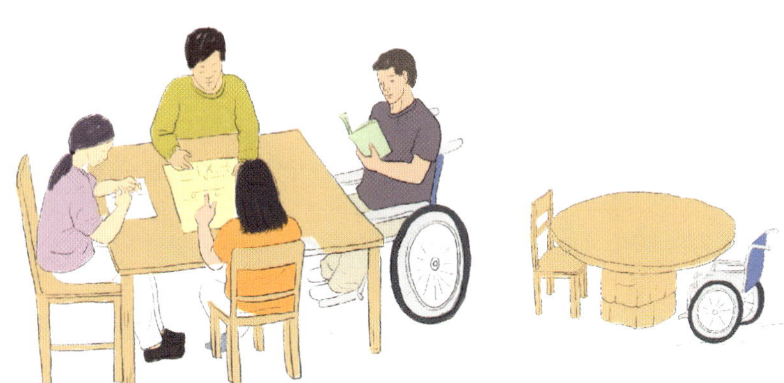

厕所：

我们家的厕所原来就是一个坑加两块板，王理又特意想办法帮我改造了一下。

现在我使用坐便椅。墙上安装扶手或者四周安装稳定的支架，以方便我进行转移。

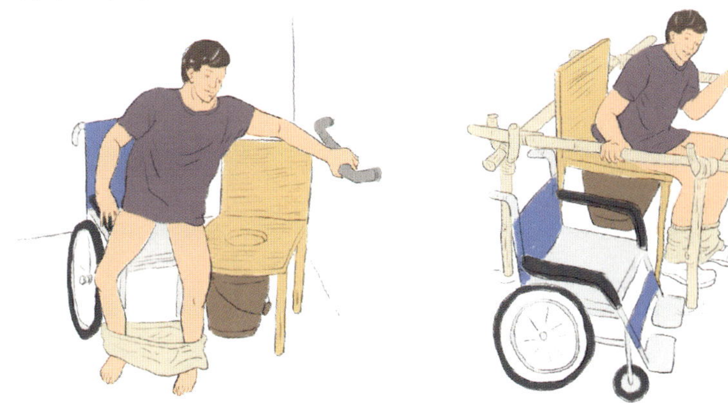

厨房:

厨房经过改造后，我现在可以自己做饭吃了。东西都放在了方便我拿取的架子上。

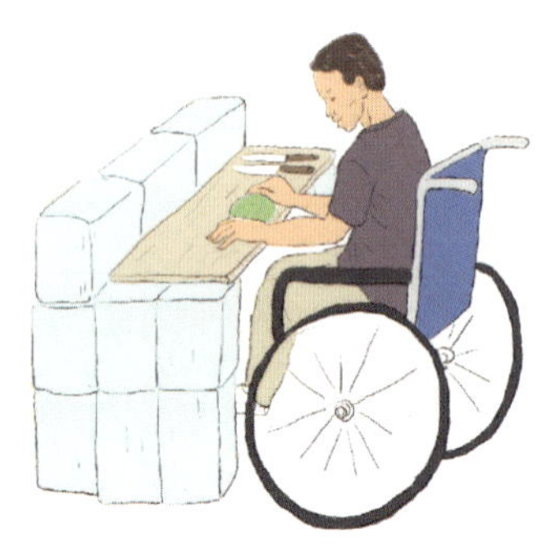

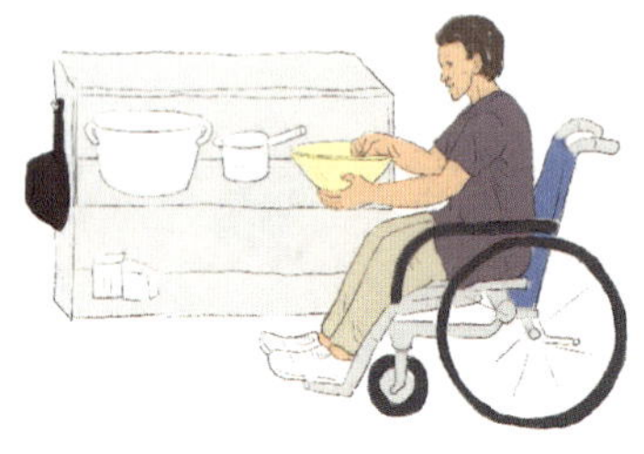

工作间:

受伤后我还能从事我以前做的工作，这几乎是不敢想的事情。在经过改造的工作间里，我能捡起木工设计的老本行了。

操作间可以让轮椅自由进入和左右移动，周围架子的高度也方便我拿取东西。

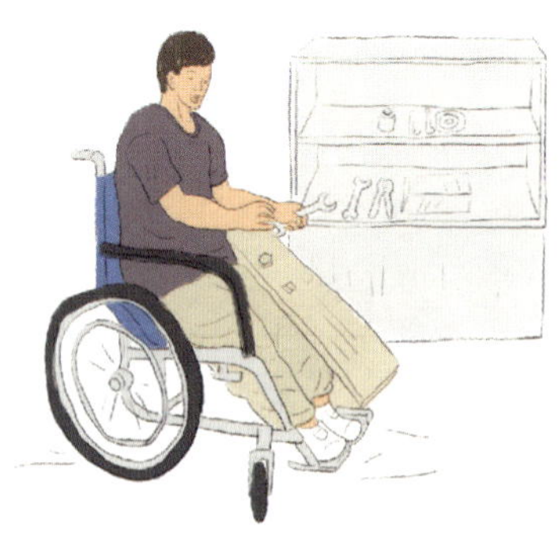

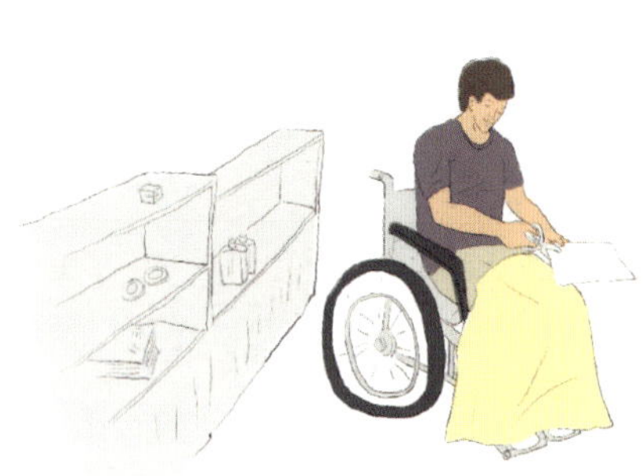

家庭活动

现在，我生活得越来越积极，因为我知道只要我愿意，很多事情我都能做到。

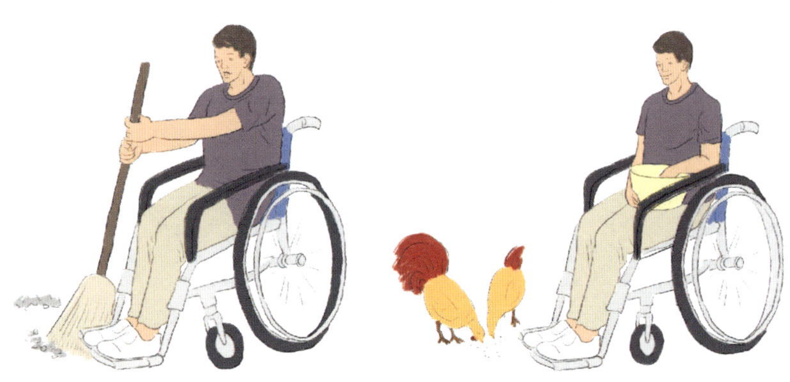

孩子是我的希望。刚受伤的时候，我整天愁眉苦脸，孩子好像突然懂事了很多。随着我一天一天好转起来，他也开心了很多。

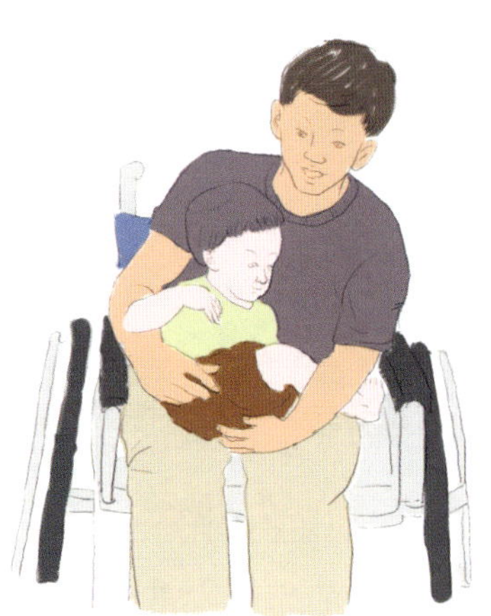

村里人看见我这一年来的变化，都感到很惊讶，谁能想到这样的我还可以做很多事情！

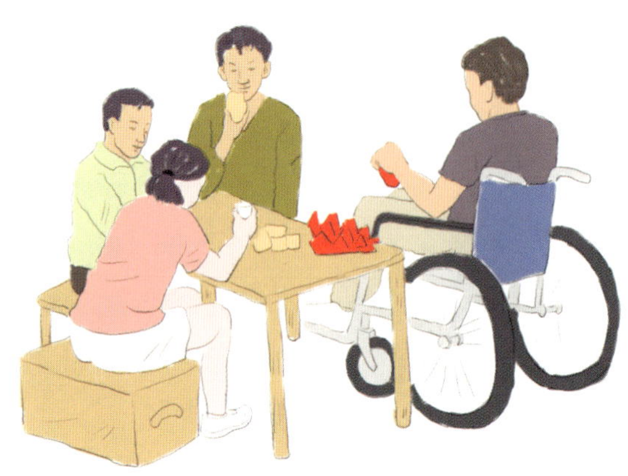

与村里人聊天。

现在，我也成了一名志愿者，经常去探望那些生病或者受伤的人，用我的经历来激励他们。帮助别人能使我感到快乐和有价值。

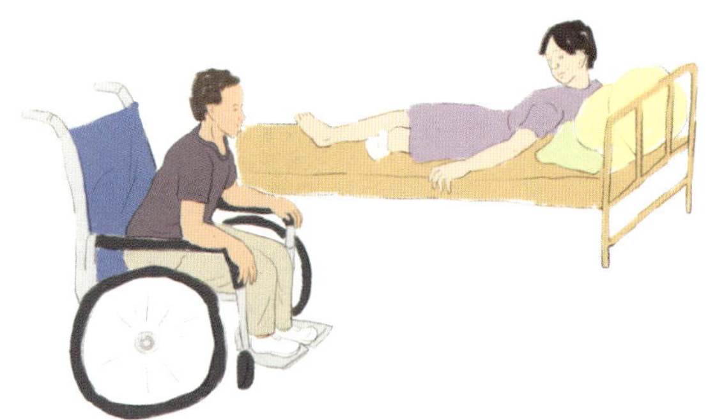

看望受伤或生病的村民。

我知道我不可能再回到从前的样子了，但不等于我可以放弃生活；相反，我要让自己的生活丰富多彩、更有意义。

性生活和情感交流

这一年，我自己能够由最初的顾影自怜到现在的积极面对，家人和朋友给了很多支持，尤其是我的爱人，心里的苦涩和难过不言而喻，我也想过是否应该让她选择新的生活，但是她却给了我无声的支持。我们现在也和其他夫妻一样享受着属于我们的生活，这些都要感谢专家给予的指导和资料。

- 脊髓损伤的患者对性的需求一般是没有改变的。虽然性行为时身体活动和性器官周围的感觉受到影响，但因为“性”并非纯粹的生理需求，它充溢着情感交流。开诚布公地进行交谈，可以帮助双方得到满足感。
- 男性的勃起或射精量可能会受影响，女性的性感觉也会降低，但女性的生育能力不会受到影响。

性交前注意事项：

- 先将膀胱尿液排空，以防发生意外。
- 性交前数小时应停用饮料。
- 男性脊髓损伤患者使用导尿管者，要注意：

将导尿管与尿袋分开，导尿管末端夹住，将导尿管折到勃起的阴茎后面并放入阴茎套中。

- 女性脊髓损伤患者使用导尿管者，应该注意：

导尿管与尿袋分开，导尿管末端夹住，将导尿管后折并将导尿管的末端用胶布贴到下腹部或腹股沟处。

- 双方尝试并留意最好的方法，没有瘫痪的一方宜扮演主导的角色。性交时可以抚摸阴茎帮助勃起，女性可以使用润滑油。

总结

● 脊髓损伤是脊髓受到损害。脊髓损伤常会造成损伤处以下的肌肉瘫痪、无力及感觉丧失。脊髓受伤后无法修复也无法再生。

● 外力造成脊柱骨折，如交通意外、高处坠落以及先天性的脊柱畸形或者感染等都会导致脊髓损伤。

● 根据损伤部位不同，脊髓损伤分为四肢瘫和截瘫。

四肢瘫是四肢和躯干（包括呼吸肌）的完全或不完全的瘫痪，由颈髓损伤引起。

截瘫是下肢和部分或全部躯干的完全或不完全性瘫痪，由胸髓、腰髓和骶神经根损伤引起。

● 脊髓损伤的患者常见以下功能障碍：肌肉无力或瘫痪、感觉丧失、排尿及排便障碍、痉挛、呼吸及咳嗽困难。

● 脊髓损伤也会带来患者情绪的反应和心理的变化，如拒绝相信发生的事情、沮丧、生气、焦虑和悲伤等。每个人的反应可能都不一样，经历的时间长短也不一样，但是一般会随时间的消逝而慢慢减轻。正确的早期康复介入可以帮助患者早一些调节。此外，家人、朋友的支持也非常重要。

附录

0-6岁残疾儿童基本康复服务目录（2019年版）

残疾类别	服务对象	服务项目	服务内容
视力残疾	符合条件的有康复需求的0-6岁视力残疾儿童	康复医疗	纳入当地基本医疗保险支付范围的视力康复医疗项目。
		康复训练	视功能、定向行走、感知觉补偿训练。
		辅助器具	助视器、盲杖等基本型辅助器具适配及使用训练。
		支持性服务	家长康复知识培训及家庭康复训练指导、心理疏导、康复咨询等服务。
听力残疾	符合条件的有康复需求的0-6岁听力残疾儿童	康复医疗	1.人工耳蜗植入手术。 2.其他纳入当地基本医疗保险支付范围的听力康复医疗项目。
		康复训练	听觉言语康复训练。
		辅助器具	1.人工耳蜗适配及使用指导。 2.助听器适配及使用指导。 3.耳模、电池等助听器辅助材料。
		支持性服务	家长康复知识培训及家庭康复训练指导、心理疏导、康复咨询等服务。

0–6岁残疾儿童基本康复服务目录（2019年版）

残疾类别	服务对象	服务项目	服务内容
肢体残疾	符合条件的有康复需求的0–6岁肢体残疾儿童	康复医疗	1.先天性马蹄内翻足等足畸形、脑瘫导致严重痉挛、肌腱挛缩、关节畸形及脱位等矫治手术。 2.其他纳入当地基本医疗保险支付范围的肢体康复医疗项目。
		康复训练	粗大运动功能、精细运动功能、认知能力、语言能力、生活自理能力和社会适应能力等训练。
		辅助器具	假肢、矫形器、轮椅、助行器、坐姿椅、站立架等基本型辅助器具适配及使用训练。
		支持性服务	家长康复知识培训及家庭康复训练指导、心理疏导、康复咨询等服务。
智力残疾	符合条件的有康复需求的0–6岁智力残疾儿童	康复医疗	纳入当地基本医疗保险支付范围的智力康复医疗项目。
		康复训练	认知、生活自理和社会适应能力等训练。
		支持性服务	家长康复知识培训及家庭康复训练指导、心理疏导、康复咨询等服务。
孤独症	符合条件的有康复需求的0–6岁孤独症儿童	康复医疗	纳入当地基本医疗保险支付范围的孤独症康复医疗项目。
		康复训练	沟通和社交能力、生活自理能力、情绪和行为调控等训练。
		支持性服务	家长康复知识培训及家庭康复训练指导、心理疏导、康复咨询等服务。

7岁以上残疾儿童和成年残疾人基本康复服务目录（2019年版）

残疾类别	服务对象	服务项目	服务内容
视力残疾	符合条件的有康复需求的7岁以上视力残疾儿童和成年持证视力残疾人	康复医疗	纳入当地基本医疗保险支付范围的视力康复医疗项目。
		康复训练	定向行走、生活技能及社会适应能力等训练。
		辅助器具	盲杖、助视器等基本型辅助器具适配及使用训练。
		支持性服务	导盲随行外出、心理疏导、社会融合活动、康复知识讲座等服务。
听力残疾	符合条件的有康复需求的7岁以上听力残疾儿童和成年持证听力残疾人	康复医疗	纳入当地基本医疗保险支付范围的听力康复医疗项目。
		辅助器具	助听器适配及使用指导。
		支持性服务	康复指导、心理疏导、手语翻译等服务。
肢体残疾	符合条件的有康复需求的7岁以上肢体残疾儿童和成年持证肢体残疾人	康复医疗	纳入当地基本医疗保险支付范围的肢体康复医疗项目。
		康复训练	日常生活能力、体能、社会适应能力等训练。
		辅助器具	假肢、矫形器、轮椅、助行器、坐姿椅、站立架、生活自助具、护理器具等基本型辅助器具适配及使用训练。
		支持性服务	康复知识与实用训练方法培训、心理疏导、社会融合活动、生活自理和居家护理指导、日间照料等服务。

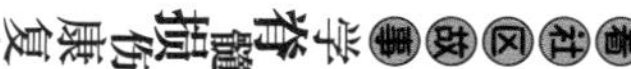

7岁以上残疾儿童和成年残疾人基本康复服务目录（2019年版）

残疾类别	服务对象	服务项目	服务内容
智力残疾	符合条件的有康复需求的7岁以上智力残疾儿童和成年持证智力残疾人	康复医疗	纳入当地基本医疗保险支付范围的智力康复医疗项目。
		康复训练	认知、日常生活能力、职业康复和社会适应能力等训练。
		支持性服务	康复知识培训、家庭康复指导、心理辅导、社会融合活动、生活自理和居家护理指导、日间照料等服务。
精神残疾	符合条件的有康复需求的7岁以上精神残疾儿童和成年持证精神残疾人	康复医疗	纳入当地基本医疗保险支付范围的精神康复医疗项目（含药物、住院治疗）。
		康复训练	沟通和社交能力、日常生活能力、情绪和行为调控、职业康复、工（农、娱）疗和社会适应能力等训练。
		支持性服务	康复知识培训、家庭康复指导、心理疏导、生活自理和居家护理指导、社会融合活动、日间照料、随访等服务。

后记

按照《残疾人精准康复服务行动计划实施办法》，中国残疾人联合会康复部委托中国康复科学所下设的中国残联社会服务指导中心编制《残疾人精准康复服务行动康复协调员工作手册》。

残疾人协调员长期工作在残疾人服务一线，经常要面对残疾人和家属的各种需求，但由于缺乏专业资源和知识，有时感到心有余而力不足，难以为残疾人提供适切的服务。考虑到残疾人协调员的实际情况，本手册根据多年基层残疾人工作的经验，用通俗易懂的方式选取在社区和家庭可以开展并且实用有效的方法用讲故事的形式娓娓道来，配以简洁明快的图片将以人为本，以社区为基础的康复理念融入其中，重视、鼓励和发挥残疾人的优势和潜能，倡导自我管理，推动改善环境与态度，促进残疾人与家庭和社会的参与和融合。

本手册10本一套，包括偏瘫康复、脊髓损伤康复、脑瘫康复、孤独症康复、盲人定向行走、低视力康复、智力障碍康复、精神残疾康复、语言障碍康复及慢性病的自我管理等，涵盖基层常见障碍类型。在编写过程中不仅组织相关专家多次座谈研讨，同时注重内容的实用性，多次征询基层残疾人工作者、残疾人及残疾人家属的意见，力求“愿意看、看得懂、学得会、可操作”。

本书编写形式是一个尝试，其效果还有待发行后进一步验证。期待能够成为基层残疾人工作者实用的“工具”，为精准康复服务的有效落实、促进残疾人自理自立添砖加瓦。

2020年7月

图书在版编目（CIP）数据

看社区故事学脊髓损伤康复/ 中国残疾人联合会康复部编. --北京：华夏出版社有限公司，2020.10（2021.1 重印）

（残疾人精准康复服务行动康复协调员工作手册）

ISBN 978-7-5222-0009-5

Ⅰ. ①看… Ⅱ. ①中… Ⅲ. ①脊髓损伤－康复训练 Ⅳ. ①R744.09

中国版本图书馆 CIP 数据核字(2020)第 170341 号